AF332811

BIBLIOTHÈQUE ODONTOLOGIQUE
PUBLIÉE SOUS LE PATRONAGE DE L'ÉCOLE DENTAIRE DE PARIS

LA RÉFORME DE L'ART DENTAIRE EN FRANCE

L'ENSEIGNEMENT

DE

L'Art Dentaire

PROGRAMMES, PROCÉDÉS ET MÉTHODES D'ENSEIGNEMENT

Par CH. GODON

Sous-Directeur de l'École Dentaire de Paris
Secrétaire Général de l'Association Générale des Dentistes de France

(Communication adressée au IXᵉ Congrès Médical International
Tenu à Washington en septembre 1887)

(Extrait de l'ODONTOLOGIE, numéros d'Août et de Septembre 1887)

PARIS

DELAHAYE ET LECROSNIER

23, PLACE DE L'ÉCOLE DE MÉDECINE, 23
Et chez tous les Fournisseurs pour Dentistes

1888

L'ENSEIGNEMENT

DE

L'ART DENTAIRE

LA MÉMOIRE DE L'ART DENTAIRE EN FRANCE

L'ENSEIGNEMENT
DE
L'Art Dentaire

PROGRAMMES, PROCÉDÉS ET MÉTHODES D'ENSEIGNEMENT

ROGER
Secrétaire Général de l'Association Générale des Dentistes de France

L'ART DENTAIRE

Paris. — Imprimerie Alcan-Lévy, 24, rue Chauchat.

(Communication adressée au XIe Congrès Médical International
tenu à Washington en septembre 1887)

Extrait de l'ODONTOLOGIE, numéros d'Août et de Septembre 1887

PARIS
DELAHAYE ET LECROSNIER
23, PLACE DE L'ÉCOLE DE MÉDECINE, 23

1887

BIBLIOTHÈQUE ODONTOLOGIQUE

PUBLIÉE SOUS LE PATRONAGE DE L'ÉCOLE DENTAIRE DE PARIS

LA RÉFORME DE L'ART DENTAIRE EN FRANCE

L'ENSEIGNEMENT

DE

L'Art Dentaire

PROGRAMMES, PROCÉDÉS ET MÉTHODES D'ENSEIGNEMENT

Par CH. GODON

Sous-Directeur de l'École Dentaire de Paris
Secrétaire Général de l'Association Générale des Dentistes de France

*(Communication adressée au IXe Congrès Médical International
Tenu à Washington en septembre 1887)*

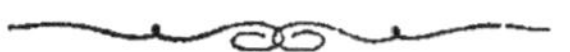

Extrait de l'ODONTOLOGIE, numéros d'Août et de Septembre 1887)

PARIS

DELAHAYE ET LECROSNIER

23, PLACE DE L'ÉCOLE DE MÉDECINE, 23

Et chez tous les Fournisseurs pour Dentistes

1888

L'ENSEIGNEMENT DE L'ART DENTAIRE

PROGRAMME, PROCÉDÉS ET MÉTHODES D'ENSEIGNEMENT

Communication adressée au Congrès Médical international
de Washington (Septembre 1887)

Par CH. GODON

Sous-Directeur de l'École Dentaire de Paris
Secrétaire Général de l'Association Générale des Dentistes de France,

INTRODUCTION

La réforme de l'art dentaire s'est, plus particulièrement
depuis ces dix dernières années, imposée à l'étude des membres
les plus autorisés du corps professionnel des divers pays d'Europe,
et, par suite, a appelé l'attention de leurs gouvernements
respectifs.

Dans plusieurs pays même, des mesures législatives ont été
mises à l'étude ou sont déjà entrées en vigueur (France, Belgique,
Suisse, Russie).

Parmi les questions qu'a soulevées ce mouvement de réforme,
une des plus importantes, selon nous, pour l'avenir de notre
profession et l'intérêt général du public, est celle qui concerne
l'enseignement de l'art dentaire ou, pour préciser davantage, le
programme et les procédés d'enseignement de l'art dentaire.

On comprend combien la solution adoptée est appelée à
exercer d'influence sur les prochaines générations de dentistes et
sur les progrès de l'art dentaire. Aussi est-il utile qu'elle soit
étudiée avec toute l'attention nécessaire et qu'il ne soit pris de
décision, surtout si elle doit avoir force de loi, qu'après en avoir
apprécié toutes les conséquences et avoir pris l'avis des princi-
paux représentants de la profession.

Il nous a donc semblé que la grande réunion scientifique dont
le congrès international tenu cette année à Washington était le
prétexte ; la part importante que devait y avoir l'Odontologie dans
le pays qui a tant contribué à son développement ; la présence
des dentistes les plus connus et les plus autorisés des États-Unis

et de l'étranger, constituaient une excellente occasion pour soulever avec avantage cette intéressante question et même provoquer, après une discussion compétente, le vote d'un vœu pour la solution la plus rationnelle et la plus favorable au développement progressif de notre art, vœu dont pourraient s'inspirer les divers Gouvernements incités à intervenir.

La part que nous avons prise au mouvement de réforme de notre art en France, à la fondation de l'Ecole dentaire de Paris et à sa direction depuis bientôt dix ans, nous a permis d'acquérir assez d'expérience en ces matières pour nous permettre de traiter cette question.

Considérations générales

Pour déterminer ce que doit être l'enseignement de l'art dentaire, son étendue, ses limites, il est nécessaire de fixer d'une façon précise le rôle du dentiste moderne, la limite de sa compétence, de ses fonctions telles que l'ont faites le développement et les exigences de la civilisation.

Les différentes polémiques provoquées par les discussions sur les conditions d'exercice de la profession de dentiste, ont amené quelques personnalités très éminentes, mais imparfaitement renseignées sur la question, à donner de notre rôle des définitions qui peuvent se résumer ainsi :

« Le dentiste est le medecin chargé du traitement des affections de la bouche et de ses dépendances. » Il suffit de préciser cette définition pour montrer combien elle est inexacte. En effet, comme le disait M. le professeur Pillette, à la séance d'inauguration de l'École dentaire de Paris (novembre 1881), la bouche contient les lèvres, les joues, la langue, les amygdales et les dents ; par ses dépendances, on entend probablement les glandes salivaires, le pharynx, le larynx, l'œsophage, etc.

Or, nous le demandons aux praticiens de tous les pays, quel est le dentiste qui considère son rôle comme aussi étendu ? Quel est le praticien qui se permet de soigner les affections de ces divers organes, et surtout dans quelles villes, dans quel pays se trouve-t-il un public venant consulter le dentiste à ce sujet ?

On a voulu, comme disait le professeur P. Bert (1), *« exagérer notre rôle pour mieux nous combattre, nous couvrir de fleurs pour nous mener à l'autel »*.

Plus modeste, quoique non moins utile, est notre fonction.

Le dentiste moderne s'occupe exclusivement *de la surveillance, de la conservation et de la restauration du système dentaire afin de lui permettre de remplir toujours, d'une façon normale, son rôle physiologique.*

Pour cela, 1° *il soigne, par une thérapeutique spéciale les differentes affections des dents ;*

2° *Il restaure, par des procédés mécaniques, les destructions partielles ou totales : 1° des dents, 2° du système dentaire ;*

3° *Il soigne certaines complications de voisinage que peuvent déterminer les affections dentaires, si elles n'ont pas une grande étendue et un caractère spécial de gravité.*

Cette définition nous paraît être actuellement beaucoup plus exacte que la première et exprimer plus fidèlement ce que tous nos

______

(1) Séance d'inauguration de l'École Dentaire de Paris, Odontologie novembre 1884.

confrère s sont appelés à faire journellement, ce que le public vient quotidiennement réclamer d'eux.

Complétons cette définition :

1º *Soigner, par une thérapeutique spéciale, les altérations du système dentaire.*

C'est-à-dire soigner la carie dentaire, les affections de la pulpe et du périoste dentaires par le traitement conservateur ou par l'extraction, etc.

2º *Restaurer, par des procédés mécaniques :*

a. *Les altérations ou destructions partielles ou totales des dents.*

C'est-à-dire, pratiquer l'obturation au ciment, à l'amalgame, ou l'aurification des cavités causées par la carie dentaire.

b. *Les altérations ou destructions partielles ou totales du système dentaire.*

C'est-à-dire, exécuter et poser des dents artificielles, à l'aide d'appareils prothétiques construits en différentes matières, telles que l'or, le platine, le caoutchouc vulcanisé, le celluloïd, etc., pour remplacer les dents naturelles, détruites ou extraites.

Redresser les dents irrégulièrement placées à l'aide d'appareils spéciaux confectionnés également en ces mêmes matières, etc.

3º *Soigner certaines complications de voisinage que déterminent les affections dentaires, si elles n'ont pas une grande étendue et un caractère spécial de gravité.*

C'est-à-dire soigner les abcès ou kystes provoqués dans les alvéoles ou leur voisinage immédiat par des affections des organes dentaires ; les différentes inflammations des gencives, tartriques ou professionnelles, les quelques ulcérations, provoquées par la présence de racines ou de dents cariées, sur la langue ou les joues ;

Nous disons : *si elles n'ont pas une grande étendue et un caractère spécial de gravité,* et nous l'expliquons. Nous fixons ainsi la limite ; c'est-à dire que ces complications sont de notre domaine, tant que la disparition de la cause qui les a provoquées et un traitement local suffisent pour les guérir ; mais, dans tous les autres cas, elles sont du domaine de la médecine générale.

Quoique nous soyons forcés de nous tenir dans les généralités, il nous semble que toutes les opérations du ressort de l'art dentaire sont suffisamment indiquées dans cette définition et qu'elles prennent toutes leur place dans le cadre d'une des trois divisions que nous avons établies.

A peine serait-il bon d'y ajouter, pour être complets, les appareils prothétiques pour certaines restaurations buccales ou faciales pour lesquels les chirurgiens viennent réclamer le concours des dentistes, mieux préparés pour leur exécution.

Voici, ainsi déterminée, toute la fonction que remplit actuellement le dentiste et qui lui vaut, lorsqu'il y met le zèle et la compétence nécessaires, la reconnaissance de sa clientèle et l'estime de ses confrères.

Nous croyons ce programme, quelque modeste qu'il puisse paraître, suffisamment étendu pour suffire à remplir honorablement une carrière et à dépenser l'activité d'un homme. Son étude exige un certain temps, des aptitudes spéciales, et offre des difficultés égales et même supérieures à celles de bien des professions.

Tout en faisant honnêtement sa fonction, consacrant le temps nécessaire aux soins de sa clientèle, le praticien sérieux peut y trouver encore de quoi satisfaire ses aspirations intellectuelles et ses aptitudes propres, et concourir au progrès général en se livrant à des études ou à des recherches des plus intéressantes sur des points ignorés ou mal connus de la science ou de l'art dentaires, comme le prouvent les comptes rendus de nos Sociétés odontologiques. Nous ne croyons donc pas utile, pour justifier certaines théories, certains desiderata très honorables, mais peu pratiques, d'étendre ce programme en y joignant toutes les affections de la bouche et de ses dépendances, dans le but de faire du dentiste un médecin spécialiste de la bouche, un « *stomatologiste* », comme le nommait récemment certaine pétition (1) et comme le voudraient certains médecins, qui croient ainsi relever la profession du discrédit qui la frappe. Ils oublient que pour qu'une fonction soit honorable, il suffit qu'elle soit utile à la société et honorablement remplie.

Or, dans les limites que l'usage et la pratique lui ont assignées dans la généralité des pays, notre art est utile, et ceux qui l'exercent sont estimés quand ils en sont dignes.

Mais dans ces limites, on ne peut vraiment considérer notre art comme une spécialité de la médecine générale au sens que l'on veut donner à ce mot. On ne peut le comparer à l'ophtalmologie, à l'otologie, à la laryngologie, à la gynécologie, etc. Sa pathologie et sa thérapeutique restreintes, autant que l'étendue et la composition de sa technique propre, le différencient assez pour en faire un art spécial ayant de nombreux points de rapport avec les sciences en général, les sciences médicales en particulier, mais en ayant également d'autres avec des arts nombreux. Il doit donc constituer une profession indépendante de l'art médical, au moins au point de vue de l'exercice et surtout de l'enseignement comme la pharmacie ou l'art vétérinaire, par exemple.

Par conséquent, par suite des considérations qui précèdent, le programme d'enseignement de l'art dentaire doit être, à notre avis, un programme spécial et contenir l'ensemble des connaissances composant la science dentaire, et la série d'exercices pra-

____

(1) Voir l'*Odontologie*, — numéro de juillet 1887. (Pétition Magitot.

tiques devant rendre apte à exécuter les diverses opérations composant l'art dentaire que nous venons d'énumérer.

Si l'on examine attentivement le programme que nous avons
tracé plus haut du rôle du dentiste, on remarque combien la médecine proprement dite y tient une place restreinte ; l'art, au véritable sens du mot, y occupe la place prépondérante ; comment enfin, alors que le médecin ne fait qu'examiner le malade, reconnaître la maladie, ordonner le traitement, le dentiste doit exécuter
l'opération, la restauration lui-même, et que, s'il est quelque peu
thérapeute, il doit être encore plus *habile artiste*.

Aussi, s'inspirant des considérations précédentes, le programme
devra avoir en vue de développer l'habileté manuelle du candidat.
Il faudra donc nécessairement que ce soit avant tout un *enseignement pratique*. De même que c'est en forgeant qu'on devient for-
geron, en art dentaire on apprend à obturer ou à aurifier les dents
en les obturant ou les aurifiant.

L'étudiant dentiste devra donc : 1° apprendre à soigner ou
extraire, restaurer ou remplacer les dents, en les soignant, les
extrayant, les restaurant et les remplaçant suivant les divers procédés et méthodes employés, et cela sur les malades et non sur
des cadavres comme l'indiquent quelques programmes d'examens
d'Etat (Examen d'Etat en Belgique et Rapport Lefort en France (1).
Cela constitue une des parties de l'enseignement pratique, enseignement clinique, l'étude pratique de la *dentisterie opératoire* (2).

L'étudiant doit également apprendre la fabrication des appareils
de dents artificielles, de redressement, de restauration buccales
ou faciales, tout ce qui constitue enfin la *prothèse dentaire*.

C'est encore un enseignement pratique qui est nécessaire, enseignement de laboratoire, et qui, plus encore que le précédent,
exige de l'étudiant de l'habileté et du goût.

On a prétendu, il est vrai, qu'il n'était pas utile pour le dentiste
d'apprendre cette partie de son art, qu'elle pouvait être laissée à
une classe inférieure d'ouvriers qui en auraient fait leur occupation exclusive. Ceux qui défendent cette solution sont, il est inu-
tile de le dire, les partisans de l'absorption de l'art dentaire par
l'art médical. Pour justifier leur théorie ils ont dû enlever à l'art
dentaire sa partie presque la plus importante. D'après eux, le
dentiste, devenu le médecin de la bouche, ne devrait pas plus faire
les appareils prothétiques que le médecin ordinaire ne fait les
différents appareils orthopédiques qu'il ordonne.

Cet argument a contre lui, comme nous l'avons déjà démontré,
dans le même ordre d'idées, l'usage et la pratique de tous les pays

---

(1) Voir l'*Odontologie*, années 1881 et 1883.

(2) Nous préférons ce mot, quoique d'origine américaine à celui de
chirurgie dentaire dont le sens est plus étendu, qu'emploient les
auteurs français et anglais.

ce qui pourrait suffire. Nous ajouterons cependant les arguments suivants :

Tous les praticiens savent par expérience que pour bien comprendre, faire exécuter, rectifier et placer un appareil de prothèse, il faut pouvoir l'exécuter soi-même. Il y a là, des parties importantes de la construction de l'appareil, qui sont faites sur le malade, telles que la préparation des dents ou de la bouche, l'empreinte, l'articulation, l'essayage, l'ajustage, la pose, etc.; ces diverses opérations nécessitent la connaissance de la prothèse.

Enfin si un certain nombre de dentistes des grands centres peuvent occuper un ou plusieurs ouvriers mécaniciens, la grande majorité des praticiens, par suite du chiffre restreint de leur clientèle, sont obligés de s'en passer et d'exécuter leurs appareils eux-mêmes. Pour la bonne exécution de l'appareil, il y a du reste avantage à ce qu'il en soit ainsi, car le dentiste qui a soigné le malade, examiné la bouche, se rend mieux compte de ce qu'il faut faire, que l'aide à qui il serait obligé de transmettre ses ordres.

Ces vérités sont d'ailleurs admises sans conteste par la grande majorité des praticiens.

L'enseignement pratique de la prothèse doit donc faire partie du programme au même titre que celui de la dentisterie opératoire.

Mais quels que soient les avantages incontestables de l'enseignement pratique pour l'étude de la profession qui nous occupe, il faut évidemment qu'il soit complété par un enseignement théorique, qui le commente, l'explique et permette de comparer et de juger les procédés et les méthodes.

Cet enseignement théorique devra donc contenir des cours sur les diverses sciences qui ont leurs applications en art dentaire:

L'anatomie, la physiologie et la pathologie de la bouche et des dents, la thérapeutique et la matière médicale dans leurs applications à l'art dentaire, la physique, la mécanique, la chimie, la métallurgie appliquées et la prothèse.

Mais il ne devra pas se borner à l'étude même approfondie des applications, il faut nécessairement qu'elle soit précédée, pour les sciences médicales, de leur étude d'une façon plus rapide qu'on ne le fait en médecine, mais pourtant de manière à donner des notions générales et à en faire connaître les grandes lois.

Il en doit être de même pour les sciences accessoires, c'est-à-dire pour la physique, la mécanique, la chimie, l'histoire naturelle, qui viendront former ainsi le début de cet enseignement théorique.

Le développement du programme de l'enseignement théorique nécessite alors de la part de l'étudiant un certain degré d'instruction préliminaire. Cet enseignement préparatoire devra être assez étendu pour permettre à l'étudiant de comprendre et de s'assimiler facilement l'enseignement spécial, mais il ne devra pas l'être assez pour l'empêcher de commencer de bonne heure, vers seize ans au plus tard. l'étude pratique de la prothèse dentaire par laquelle il est bon de débuter dans la profession afin d'acquérir et de développer l'habileté manuelle.

Ainsi donc, pour nous résumer, le programme d'enseignement de l'art dentaire devra comprendre deux parties distinctes :

1º Un enseignement pratique comprenant : { La prothèse dentaire *(au laboratoire)*. { La dentisterie opératoire *(à la clinique)*.

2º Un enseignement théorique comprenant des cours spéciaux sur : { 1º Les sciences accessoires; 2º Les sciences médicales, 3º Les sciences appliquées à l'art dentaire.

L'enseignement pratique et théorique peuvent être donnés simultanément.

Ce programme devra, pour lui servir d'introduction, être précédé d'un enseignement préparatoire tel qu'on le donne dans les lycées et collèges des divers pays et notamment en France sous le nom d'enseignement secondaire spécial limité à seize ans par exemple. Ce programme ainsi indiqué répond au plan que nous nous sommes tracé, celui de faire des praticiens suffisants. Il n'est et ne peut être qu'un minimum établi en tenant compte des nécessités actuelles de la vie ; le temps comme les dépenses qu'exigent son étude devant être limités de telle sorte que ces considérations ne soient aussi peu que possible une cause d'exclusion pour les candidats et pour le public une cause de surélévation des honoraires.

Nous allons maintenant déterminer d'une manière plus précise les matières composant ce programme et indiquer les méthodes et procédés d'enseignement ainsi que le mode d'application.

Avant de passer à l'étude du programme proprement dit, nous citerons cependant, au point de vue documentaire, celui que traçait, en 1802, un dentiste français, L. Laforgue, dans son traité *de l'art dentaire ou manuel des opérations de chirurgie qui se pratiquent sur les dents et de tout ce que les dentistes font en dents artificielles, obturations et palais artificiels.* (Edité à Paris).

Il indique aussi *les qualités nécessaires aux dentistes pour pratiquer avec succès.*

PROGRAMME

Connaître l'anatomie et la physiologie en général, et particulièrement l'anatomie de la bouche ; l'imflammation, la suppuration et la\résolution; le ramolissement et la carie des os.

Connaître, au premier aspect, les constitutions et l'état de santé de chaque sujet.

Avoir une taille moyenne ; n'avoir rien de désagreable dans son apparence ; avoir des dents bonnes et propres.

Avoir les doigts longs et menus ; beaucoup d'adresse, de l'invention ; une conception facile, un prompt et bon jugementl un caractère aimable, doux, patient, complaisant et honnête. Il faut avoir une mise propre, sans luxe.

On remarquera combien, à part certains détails de moindre importance, nous sommes, dans les lignes générales, d'accord avec notre confrère de 1802.

PROGRAMME PROPREMENT DIT

ENSEIGNEMENT PRÉLIMINAIRE

Nous avons dit que le jeune homme qui se destine à la pratique de l'art dentaire doit, avant d'aborder l'enseignement proprement dit, posséder une instruction préliminaire à peu près égale à celle que l'on peut acquérir jusqu'à seize ans en moyenne dans les collèges ou les lycées, une bonne instruction d'enseignement secondaire spécial.

Elle doit, par conséquent, comprendre la connaissance de la langue nationale, de l'arithmétique, de la géométrie, de l'algèbre, de l'histoire, de la géographie.

Les éléments de chimie, de physique, de mécanique et d'histoire naturelle.

Nous ne croyons pas nécessaire, pour le futur dentiste, l'étude plus ou moins imparfaite du grec et du latin, dont M. le professeur Lefort, entre autres, faisait récemment le procès à l'Académie de Médecine, lors des discussions sur le surmenage; nous préférons de beaucoup la connaissance d'une langue vivante, l'anglais ou l'allemand (1).

La littérature professionnelle écrite en langue vivante, français, anglais, allemand, contient des ouvrages et des revues sur l'art dentaire des plus utiles, des plus nécessaires même à connaître, sans attendre des traductions plus ou moins fidèles, plus ou moins tardives, ou qui ne se font même pas toujours.

Nous avons dit qu'une bonne instruction primaire nous paraissait suffisante.

Par conséquent, pour la France, nous repoussons l'obligation du baccalauréat ès-lettres et du baccalauréat ès-sciences; parmi les titres universitaires, celui qui représente le mieux notre programme est le baccalauréat de l'enseignement secondaire spécial de création récente, mais nous nous contentons même du programme des 3 premières années de l'enseignement secondaire spécial des lycées, ou du brevet de l'enseignement primaire supérieur. Nous ajouterons l'étude du dessin afin de développer et de former le goût si nécessaire au dentiste. Nous souhaitons également, pendant la dernière année de cette étude préparatoire, qu'il soit joint au programme une série d'exercices pratiques sur le travail des métaux, etc., tel qu'il est donné dans certaines écoles professionnelles de la Ville de Paris par exemple, et suivi d'une année de stage dans le laboratoire d'un praticien pour l'étude de la prothèse.

Nous avons supprimé de ce programme comme nous allons le faire, au programme professionnel, tout ce qui ne nous paraît pas

---

(Voir *Bulletin Médical* 1887.)

absolument nécessaire en nous appuyant sur ce principe, que le temps, l'activité, l'habileté, les facultés d'assimilation et la capacité cérébrale enfin, étant limitées, tout ce que, dans le programme, l'on ajoute d'un côté, est aux dépens d'une autre partie, qu'il faut donc que le futur dentiste ne soit obligé à s'assimiler que ce qui lui est absolument nécessaire; libre à ceux à qui le temps, l'activité et la fortune le permettent, de faire plus.

Enseignement Ppofessionnel

Nous avons dit que l'enseignement professionnel devait comprendre un enseignement pratique et un enseignement théorique. Nous montrerons plus loin que ces deux enseignements peuvent se donner simultanément et que dans ce cas une période de trois années est nécessaire pour permettre à l'étudiant de se les assimiler avec fruit. Nous allons tout d'abord reprendre en détail toutes les parties de ce programme si complexe.

Nous avons dit que l'enseignement pratique comprenait *la dentisterie opératoire* et la *prothèse dentaire.*

Enseignement Pratique

Dentisterie opératoire

L'enseignement de la dentisterie opératoire ne peut, à part quelques leçons préliminaires, se faire que sur le malade. C'est donc nu enseignement clinique.

La période de trois années d'études que nous avons fixée est loin d'être trop étendue, non que les règles et les principes de la dentisterie opératoire soient longs à énumérer, mais elle comprend de nombreux procédés, nous pourrions dire de nombreux tours de mains, que l'on n'acquiert, que l'on ne se rend familiers que par une longue pratique. Elle se compose d'opérations faciles à expliquer, mais que l'on ne fait bien qu'après les avoir vues exécuter et les avoir exécutées soi-même souvent et longtemps : Enfin le maniement des nombreux instruments qu'elle exige demande une longue habitude.

Pendant la première année, l'élève doit débuter par le nettoyage de la bouche et l'ablation du tartre. Cette opération très simple, facile à démontrer et à exécuter, sans grande complication possible, donne à l'étudiant, lorsqu'elle est souvent répétée, l'habitude d'examiner la bouche et de reconnaître les dents ; elle le familiarise avec le milieu qu'il est appelé à soigner. L'étudiant continuera par la préparation de petites cavités ne demandant aucun traitement (1er et 2e degré) de faces triturantes, puis des faces latérales, et leur obturation à l'amalgame et aux divers ciments.

L'élève devra être exercé aux extractions en commençant par les dents temporaires ou les dents chancelantes des vieillards.

Il devra, pendant les trois années assister à la consultation, terminée toujours par une leçon clinique sur les malades les plus intéressants, afin de s'exercer à examiner les malades et prendre l'habitude de reconnaître les altérations dentaires et leurs diverses complications.

2ª Année. — Pendant la 2ª année, on répétera les opérations précédentes que l'on complètera par le traitement et la préparation de cavités plus importantes comme grandeur et comme gravité (2ª et 3ª degré), caries pénétrantes, pulpes exposées, coiffage ou destruction, obturations plus difficiles avec les divers ciments ou amalgames. Puis l'on commencera l'étude des aurifications en proportionnant la difficulté aux capacités de l'étudiant. On y préparera avec avantage l'étudiant par l'emploi de l'étain en feuille ; il continuera de même la pratique des extractions. L'élève pourra faire également quelques redressements de dents.

L'assistance à la consultation, où il s'habituera à examiner le malade et à établir le diagnostic, complètent l'enseignement pratique de la deuxième année. Nous pensons que l'usage du tour à fraiser ne devra être autorisé qu'à partir de la deuxième année. afin d'habituer l'étudiant au maniement des instruments (rugines, ciseau à émail, fraises à main, etc.).

3ª Année. — Pendant la dernière année l'étudiant peut aborder les traitements plus difficiles, tels que ceux des caries du 3ª et du 4ª degré avec leurs diverses complications : traitement des canaux, obturations et aurifications compliquées ; les extractions difficiles avec ou sans anesthésie, ainsi que les divers travaux du domaine du dentiste, tels que les dents à pivot, le travail dit à pont (bridge-work), les redressements, les restaurations buccales ou faciales, etc.

Chacune des opérations composant la dentisterie opératoire et que nous venons d'énumérer doit être répétée pendant les trois années le nombre de fois nécessaire pour qu'elle soit exécutée d'une manière irréprochable. L'étudiant doit, en un mot, après ses trois années d'études, être à même de déterminer avec précision et rapidité l'état d'une bouche qui, par suite des ravages exercés par la carie ou pour d'autre causes, se trouve dans un état anormal, et y exécuter toutes les opérations nécessaires pour sa restauration complète.

Ce programme paraîtra peut-être à première vue peu chargé. Il devient cependant difficile dans la pratique d'obtenir que pendant ses trois années, et en travaillant tous les jours trois ou quatre heures, l'étudiant ait fait un nombre de fois suffisa..t pour les savoir, chacune des opérations que nous venons d'énumérer.

Prothèse dentaire

Nous avons déclaré, au début de ce programme, que le futur dentiste trouverait avantage à se préparer à l'étude de la prothèse.

par une année de travaux pratiques, sur le bois ou les métaux ; que, de plus, il lui serait très utile de faire précéder son entrée dans une école dentaire d'une année d'apprentissage passée exclusivement dans le laboratoire d'un praticien suffisamment occupé.

Pendant cette première année, l'étudiant se familiariserait avec ce qu'exige notre art, apprendrait à connaître la prothèse et ses divers procédés et applications avec l'habitude du maniement des instruments et acquérerait une certaine habileté pratique.

La tâche de l'instructeur se trouve alors facilitée. Il est possible d'aller plus vite, et c'est utile, car pour cette partie de notre art, trois années d'études à raison de trois ou quatre heures par jour ne sont pas trop. En effet, la prothèse dentaire est un art très complexe qui pourrait constituer à lui seul une profession spéciale, s'il n'était à peu près impossible, comme nous l'avons démontré, de tracer la limite qui sépare le domaine du mécanicien de celui de l'opérateur, le domaine de la prothèse de celui de la dentisterie proprement dite. Pour l'étude de la prothèse, nous pensons qu'il y a avantage à la séparer du travail sur le malade et, à part un certain nombre d'exercices déterminés, à en faire un travail de laboratoire. Nous conseillons même d'adopter pour cet enseignement une série de modèles types contenant les difficultés que l'on peut rencontrer en prothèse et sur lesquels sont exécutés d'avance des appareils *modèles* que l'étudiant copie en passant graduellement du simple au composé (1).

1re *Année.* — Exercer l'étudiant au maniement des divers instruments et à la connaissance des caractères distinctifs des dents en lui faisant sculpter sur le bois ou l'ivoire une série de dents naturelles. Continuer par l'étude des appareils prothétiques sur caoutchouc vulcanisé en suivant une série de pièces d'une, de deux, trois, quatre, cinq, six, sept, huit, neuf et dix dents ; pratiquer de même pour l'étude des appareils prothétiques sur celluloïd.

Ceci doit constituer le programme de la première année. Il est certain que le nombre des appareils peut être augmenté ou diminué suivant le temps dont on dispose.

L'étudiant apprend ainsi à connaître et à ajuster les dents, à les placer, à construire, à bourrer, et à réparer les appareils. Il prend ses modèles sur les modèles types qui doivent être en métal pour ne pas s'altérer, puis les coule, les répare, etc.

2° *Année.* — La deuxième année est consacrée à l'étude du travail des métaux. Au début, la construction d'une série de dents à pivot suivant les divers procédés, puis une série d'appareils sur métal de 1, 2, 3, 4, 5, 6, 7, 8, 9 et 10 dents ;

---

(1) C'est ce procédé que nous avons proposé à l'Ecole dentaire de Paris et qui est adopté depuis 1885 pour l'enseignement de la prothèse. (Rapport sur l'enseignement de la prothèse, par Ch. Godon.)

enfin une même série d'appareils du métal combiné avec le caoutchouc ou le celluloïd.

Cette année peut comprendre également la construction d'une série d'appareils types employés pour les redressements. Comme on le voit, pendant la deuxième année l'étudiant apprend à mouler, à estamper, à souder, etc.

3° Année. — La troisième année peut être consacrée à l'étude des appareils prothétiques à succion, des dentiers complets montés sur les différentes matières employées en art dentaire.

L'étudiant pourra s'exercer au travail de la gencive continue (Continous Gum) et enfin terminer son enseignement par la construction de quelques appareils types de restaurations buccales ou faciales.

Ce programme d'enseignement de laboratoire qui contient sommairement l'ensemble de la prothèse pourra être combiné à certaines périodes, à la fin de chaque nouvelle série, avec l'enseignement clinique, de façon à montrer à l'étudiant la partie de la prothèse qui s'exécute sur le malade, telle que la prise des empreintes, l'articulation, l'essayage et la pose de l'appareil qu'il vient d'apprendre à construire.

Enseignement théorique

Nous conservons pour l'enseignement théorique la division en trois années.

Nous avons vu précédemment qu'il devait comprendre :

1° *Les sciences accessoires* ; 2° *Les sciences médicales* ; 3° *Les sciences appliquées.*

Première Année. — Sciences accessoires

On entend généralement par sciences accessoires la physique, la mécanique, la chimie, l'histoire naturelle.

Chacune de ces sciences concourt à former l'art dentaire, qui en comprend de nombreuses applications.

Elles sont utiles à connaître pour le dentiste ; cependant elles ne le sont pas au même point de vue que pour le médecin ou le pharmacien.

Le programme devra être établi en vue de faciliter l'explication des nombreuses applications. Ainsi, en physique, on étudiera les applications si nombreuses au point de vue de l'hydrostatique, de la chaleur, de l'électricité, de l'acoustique ; en chimie, les diverses manipulations de cabinet et de laboratoire ; en histoire naturelle, les différences du système dentaire dans le règne animal, au point de vue de son développement et de sa durée, pour la zoologie, et, pour la botanique, les plantes qui ont des applications en thérapeutique ou en prothèse dentaire ; en mécanique, les divers appareils pourront être étudiés dans les mêmes conditions.

Nous avons réclamé de notre candidat une certaine connaissance préliminaire de ces sciences ; on peut donc, dans la première année de cet enseignement strictement technique, en restreindre l'étude en vue des applications.

Deuxième année. — SCIENCES MÉDICALES

Cette partie du programme est très importante. C'est la véritable introduction à l'étude de l'art dentaire. Là encore, le dentiste va étudier des sciences qu'il ne lui est pas absolument nécessaire d'approfondir, mais qu'il doit connaître pour comprendre et retenir l'enseignement spécial, pour en saisir les applications.

Mais pour cela, faut-il qu'il passe plusieurs années à les étudier. Ce n'est pas notre avis. L'étude de l'anatomie du pied ou de l'appareil génito-urinaire, des fièvres ou des accouchements, ne paraissent devoir lui être bien nécessaires. En cela nous nous appuyons encore de l'autorité de Paul Bert (1).

Il nous paraît plus logique de faire un choix et, dans ces sciences vastes et qui suffisent pour faire la seule occupation d'un savant, nous croyons que l'on peut faire la part de ce qui est nécessaire au dentiste et que, par exemple, un cours d'une heure par semaine, pendant une année, peut permettre de donner au dentiste des notions suffisantes sur chacune des sciences médicales.

Notre programme de deuxième année comprend donc un cours sur l'anatomie et la physiologie générales, la pathologie générale, la thérapeutique, la matière médicale.

On peut y ajouter un peu de dissection et une étude de l'histologie et du microscope.

Troisième année. — SCIENCES APPLIQUÉES

Pendant la troisième année, l'étudiant doit se consacrer à l'étude de l'odontologie proprement dite.

Ainsi, il étudiera pendant une année l'anatomie de la tête, et particulièrement du système dentaire dans ses moindres détails, la physiologie dentaire, l'histologie normale et pathologique de la dent, son embryologie, sa genèse, ses lois de formation, la pathologie spéciale de la bouche et du système dentaire, la thérapeutique et la matière médicale spéciales, ainsi que l'anesthésie.

Un cours théorique de la prothèse dentaire est également nécessaire ; pourtant il s'expliquerait moins, vu la nécessité d'un enseignement pratique, si on ne l'élevait pas à une sorte de philosophie de cette branche du programme, à une étude critique et comparative des divers procédés, de leurs indications et contre-indications.

---

(1) Voir compte-rendu de la cinquième séance annuelle de réouverture des cours de l'École dentaire de Paris. 3o octobre 1884. *Odontologie*, numéro de novembre 1884. — Discours du professeur Paul Bert.

Dans cette dernière année enfin, la plus importante du programme théorique, l'on doit réunir toutes les applications des différentes sciences qui ont été examinées au point de vue général, et qui viennent constituer l'art ou mieux la science dentaire.

MODES D'APPLICATION

Quel est le meilleur mode d'applications de ce programme?

Il est, pour notre art, plusieurs procédés d'enseignement indiqués par l'usage ou par les polémiques :

1° *L'enseignement général donné dans les écoles de médecine ,*

2° *L'enseignement neutre donné pour la partie scientifique et médicale dans une école de médecine, l'élève bifurquant après deux ou trois années, pour suivre un enseignement spécial;*

3° *L'enseignement spécial donné :*

A. — Sous la forme de *l'apprentissage, chez un dentiste exerçant;*

B. — Ou *dans une école professionnelle d'art dentaire.*

Il est certain qu'*a priori* le programme que nous venons de tracer est absolument inapplicable dans une école de médecine.

L'enseignement y est fait en vue de créer des médecins, non des dentistes, et quand même on ajouterait aux cours déjà existants un cours d'odontologie comme on l'a proposé, cela serait encore insuffisant. On réussirait tout au plus à donner aux jeunes médecins quelques notions sur l'art dentaire qui leur seraient du reste très utiles plus tard, dans leur pratique. En aucun cas, ces notions ne pourraient être suffisantes pour en faire des dentistes dans l'acception admise par ce terme, à moins qu'ils ne complètent ces études par un apprentissage de deux ou trois années qui, ajoutées aux cinq ou six années d'études de médecine, feraient, pour être dentiste, une dizaine d'années d'études; cela nous paraît beaucoup. Nous repoussons donc absolument l'école de médecine comme école d'enseignement de l'art dentaire.

Quant au second système, il est beaucoup plus séduisant que le premier, il réunit plus de défenseurs, et parmi eux des hommes autorisés en matière d'enseignement comme M. le professeur Lefort. L'honorable directeur de l'enseignement supérieur en 1886, M. Liard, dans une visite que par nos fonctions nous avions été amené à lui faire, préconisait également cette solution. Il semble possible que le bagage scientifique nécessaire au dentiste (sciences accessoires et sciences médicales), soit pris dans le programme des écoles de médecine.

Sans l'obliger de poursuivre l'étude jusqu'au bout, à une époque déterminée, après avoir pris de cet enseignement ce qui lui est nécessaire, l'élève bifurque pour se livrer à l'étude de l'enseignement spécial. A cela nous ferons cependant deux objections qui nous paraissent très importantes.

1° Si l'on adopte cette solution, on se verra obligé de réclamer de l'étudiant dentiste, comme études préliminaires, des titres universitaires semblables à ceux de l'étudiant en médecine, c'est-à-dire des titres que l'on ne peut posséder qu'à l'âge de 18 à 20 ans environ, par conséquent, un minimum d'études préparatoires assez élevé pour obliger l'élève à commencer un peu tard l'apprentissage de la prothèse dentaire. 2° Les cours faits pour l'étudiant en médecine, trop étendus pour l'étudiant dentiste en anatomie, en pathologie, etc., l'obligeraient à des études qui ne lui seraient pas nécessaires, et qu'il serait obligé ou d'abandonner au milieu ou de poursuivre trop longtemps. De sorte que la partie la plus accessoire du programme, la partie théorique, se trouverait ainsi allongée sans nécessité aux dépens de la partie spéciale. Nous repoussons donc l'entrée de l'étudiant dentiste dans les écoles de médecine (1).

Nous demandons que, muni des études préparatoires strictement nécessaires, il aborde de suite l'enseignement spécial créé pour lui. Il peut aborder ce programme suivant deux procédés.

1° *Comme élève chez un praticien expérimenté.*

2° *Dans des écoles spéciales.*

A. — *Comme élève chez un praticien*

Cette solution, meilleure que les précédentes, est un véritable enseignement pratique ; l'étudiant s'assimile vite, par la pratique, les connaissances qui lui sont absolument nécessaires, mais le programme se trouve trop réduit, l'enseignement insuffisant, car outre que le dentiste peut très bien n'exercer couramment que certaines parties de l'art dentaire, il négligera d'enseigner à son élève tout ce qui n'aura pas un caractère d'absolue nécessité pratique ; de plus cet enseignement incomplet est sans méthode. Nous pouvons l'admettre comme procédé préparatoire à l'entrée dans une école spéciale ou comme complément de cet enseignement, mais non comme un procédé d'application du programme.

Il est certain cependant que tant qu'il n'y a pas eu d'école spéciale (il y a des contrées où il n'en existe pas encore), c'était le seul procédé employé et il a, pour former les praticiens, donné des résultats qui ont suffi longtemps.

B. — *Les Ecoles spéciales*

Il nous reste les écoles spéciales, professionnelles, d'application, comme on voudra les appeler, c'est-à-dire des écoles créées en vue d'apprendre une profession déterminée.

---

(1) Voir rapport a l'Académie de médecine sur la réglementation de l'art dentaire (1881.)

Il est certain que c'est pour celles-là que nous avons établi ce programme, c'est dans celles-là qu'il a sa raison d'être et qu'il peut être appliqué d'un façon complète. C'est là que seulement il se développera, s'étendra suivant ses besoins, qu'il sera compris, perfectionné dans ses moindres détails, toujours à la hauteur des nouvelles découvertes; en effet, c'est là qu'il peut être créé un cours de physique ou de chimie en vue de l'étude de l'art dentaire, que l'on peut restreindre l'étude de l'anatomie, de la pathologie, de la thérapeutique, à ce qui est nécessaire au futur dentiste, c'est-à-dire choisir dans ces sciences la partie que le dentiste a le plus besoin de connaître pour comprendre l'enseignement spécial, en négligeant ce qui serait superflu: en un mot réunir une somme de grandes notions générales de chacune de ces sciences pour en faire un cours à l'usage du futur dentiste. Du reste c'est ainsi qu'on l'a compris en France et dans nombre de pays à l'étranger, vu les nombreuses écoles dentaires existantes et dont les plus anciennes sont celles des Etats-Unis.

L'école dentaire se prête du reste parfaitement à l'organisation de l'enseignement tel qu'il est indiqué dans notre programme de l'enseignement théorique et pratique.

Pour l'enseignement théorique il faut des cours sur les différentes matières du programme; pour l'enseignement pratique de la dentisterie opératoire, l'organisation d'une clinique est nécessaire, car il faut des malades pour apprendre à opérer; et pour l'enseignement pratique de la prothèse, il faut un laboratoire complété d'une clinique de prothèse.

Quel doit être la durée de l'enseignement?

Nombre d'écoles, les Américaines surtout, ont adopté deux années de cours et, comme chaque année scolaire est de cinq mois, il s'ensuit qu'en dix mois on devient dentiste (D. D. S.), lesquels dix mois on pouvait même pendant longtemps faire en une seule année. Nous considérons ce temps comme beaucoup trop court.

Trois années scolaires nous paraissent nécessaires pour permettre à l'étudiant de s'assimiler méthodiquement le programme que nous avons tracé.

En France, avant la création des écoles, trois années d'apprentissage *au moins* étaient demandées par tous les praticiens à un jeune homme pour lui enseigner la prothèse, et nous savons que ce n'était pas trop. Pour enseigner l'art dentaire en entier, dentisterie opératoire et prothèse, ces trois années sont bien nécessaires.

C'est ce qu'ont pensé les fondateurs de l'Ecole dentaire de Paris. Après avoir fixé à deux ans la durée des études, ils l'ont augmentée d'une année.

C'est ce que nous serions heureux de voir faire à toutes les autres écoles dentaires.

Quel doit être la situation de cet enseignement ? Doit-il être libre ou dirigé par l'Etat ?

L'Etat possède pour créer et diriger ses différentes institutions en général, et l'enseignement en particulier, un grand pouvoir et de puissantes ressources. Il peut mettre, à la disposition des savants, de grands monuments, de vastes laboratoires et, pour nombre de sciences et d'arts, il en est ainsi.

Mais pour un art comme le nôtre, dont l'utilité ou la nécessité est plus contestée, nous pensons que l'Etat, tiraillé par ses nombreux et différents besoins, ferait moins pour cet enseignement, qui risquerait fort d'être toujours sacrifié au profit des autres sciences : la médecine, le droit, par exemple. La place au banquet scientifique de l'Etat serait pour lui la plus petite, sa part bien restreinte.

Aussi nous pensons que notre profession a tout avantage à ce que les écoles destinées à donner l'enseignement de l'art dentaire soient libres, créées par l'initiative privée des dentistes ou des associations dentaires et qu'elles se contentent de recevoir de l'Etat son appui, son patronage, sa surveillance même ; ainsi obligées perpétuellement à la lutte pour la vie, elles iront en se perfectionnant, feront progresser l'art, fourniront des générations instruites, de véritables praticiens, en restant toujours à la hauteur du progrès et de leur mission.

Le programme que nous avons exposé là est, à part quelques détails, celui adopté depuis huit ans par l'Ecole dentaire de Paris, que nous avons contribué à constituer par notre projet de fondation d'une école dentaire et par la série de modifications que nous avons employé nos efforts à y faire apporter chaque année notamment en préparant la brochure annuelle. Nous avons voulu, en présentant ce programme au Congrès, défendre les idées qui consistent à considérer l'art dentaire comme une profession spéciale, parce que nous sommes persuadés, comme la majorité de nos confrères français et américains, que c'est à cette voie, qu'elle a suivie en Amérique et que nous avons depuis adoptée en France, qu'elle doit depuis quarante ans son développement vraiment prodigieux et que son avenir est dans sa persistance dans cette voie.

CONCLUSIONS

Nous émettons le vœu que les gouvernements ou les sociétés scientifiques amenés à s'occuper de l'exercice ou de l'enseignement de l'art dentaire prennent en considération les propositions suivantes :

Définition de l'art dentaire

1° L'art dentaire peut être considéré comme ayant pour but la surveillance, la conservation et la restauration du système dentaire, afin de lui permettre toujours de remplir de la façon la plus normale son rôle physiologique.

Rôle du dentiste

2° Le rôle du dentiste consiste donc :

1° A soigner, à l'aide d'une thérapeutique spéciale, les différentes affections dentaires ;

2° A restaurer, par des procédés mécaniques, les altérations ou destructions partielles ou totales des dents (dentisterie opératoire), les altérations ou destructions partielles ou totales du système dentaire (prothèse dentaire) ;

3° A soigner certaines complications de voisinage que peuvent déterminer les affections dentaires, si elles n'ont pas une grande étendue et un caractère spécial de gravité (c'est-à-dire que la disparition de la cause qui les a provoquées et un traitement local soient suffisants pour en amener la guérison).

Caractère distinct de l'art médical

3° Ce rôle crée au dentiste une situation spéciale qui tient du médecin, du thérapeute et de l'artiste et fait de l'art dentaire une profession distincte des autres, de l'art médical particulièrement, au moins quant aux conditions de son exercice ou de son enseignement.

Exercice

4° Dans les pays où l'État croit nécessaire de réglementer les conditions d'exercice de cette profession, cette réglementation doit se faire sous un titre et par des règlements spéciaux, différant, par conséquent, quant aux garanties exigées, de ceux qui régissent l'exercice de la médecine générale.

Enseignement

5° Pour être apte à remplir son rôle, le dentiste doit posséder :
1° Une instruction préliminaire et des aptitudes spéciales ;

2° Une instruction professionnelle faite d'après un programme d'enseignement spécial à cette profession.

Instruction préliminaire — Programme

6° Le programme de l'instruction préliminaire doit être assez étendu pour permettre à l'étudiant de comprendre et de s'assimiler facilement l'enseignement spécial, mais il ne doit pas l'être assez pour l'empêcher de commencer de bonne heure l'étude pratique de la prothèse dentaire, par laquelle il est bon de débuter dans la profession pour acquérir et développer l'habileté manuelle si nécessaire à sa pratique.

En conséquence, l'instruction préparatoire doit être celle que l'on peut acquérir en suivant dans les conditions ordinaires jusqu'à seize ans, par exemple, les cours d'un collège ou d'un lycée, et comprendre :

La connaissance de la langue nationale, de l'arithmétique, de la géométrie, de l'algèbre, de l'histoire, de la géographie, des notions de physique de chimie, de mécanique, d'histoire naturelle; un peu de dessin et quelques notions pratiques du travail des métaux. La connaissance du grec et du latin n'est pas nécessaire et peut être avantageusement remplacée par celle d'une ou de deux langues vivantes les plus répandues, le français, l'anglais, ou l'allemand par exemple.

Instruction professionnelle. — Programme :

7° Le programme de l'instruction professionnelle doit consister en :

1° Un enseignement pratique comprenant des exercices graduels et quotidiens de 2 à 3 heures, sur :

1° La dentisterie opératoire (enseignement clinique)	Traitement des différentes affections dentaires (conservations, extractions, etc.) Restaurations des destructions partielles ou totales des dents (obturations, aurifications, etc.)
2° La prothèse dentaire : (enseignement de laboratoire).	Restauration partielle ou totale du système dentaire. (Appareils prothétiques de dents artificielles, de redressements, etc.)

2° Un enseignement théorique comprenant des conférences de 1 h. à 2 h. par semaine pour chaque cours, sur:

1° Les sciences accessoires (1re année)	Physique. Mécanique. Chimie. Histoire naturelle.

2° Les sciences médicales
(2me année) :

{ Anatomie (dissection).
Physiologie.
Pathologie.
Thérapeutique et matière médicale.

3° Les sciences appliquées
(3e année) :

{ Anatomie et Physiologie dentaires (humaines et comparées). Histologie dentaire.
Pathologie spéciale : 1° Maladies de la bouche ; 2° Affections dentaires.
Thérapeutique spéciale : 1° Traitement et obturations ; 2° Anesthésie,
Prothèse dentaire.
Déontologie professionnelle.

Durée des études

8° L'étude de ce programme demande, pour être assimilé avec fruit, un minimun de trois années.

Écoles professionnelles

9° Des écoles professionnelles créées en vue de l'enseignement exclusif de l'art dentaire sont préférables pour l'application de ce programme aux écoles de médecine ou à l'apprentissage ou stage chez les praticiens.

Stage chez les praticiens

10° L'apprentissage ou stage chez le praticien ne pourrait être utile que comme préparation à l'entrée de l'école. Dans ce cas, il pourrait être fixé à un ou deux ans et consacré exclusivement à l'étude, au laboratoire, de la prothèse.

Conditions de création et de direction des écoles dentaires

11° Il y a avantage pour les progrès de l'odontologie en général et de son enseignement en particulier à ce que la création des écoles dentaires, ou au moins leur direction, soit laissée à l'initiative privée des groupes corporatifs de dentistes, l'État se contentant d'exercer sa surveillance, son contrôle, ou de donner son patronage ou sa subvention.

TABLE DES MATIÈRES

Paris. — Imprimerie Alcan-Lévy

42

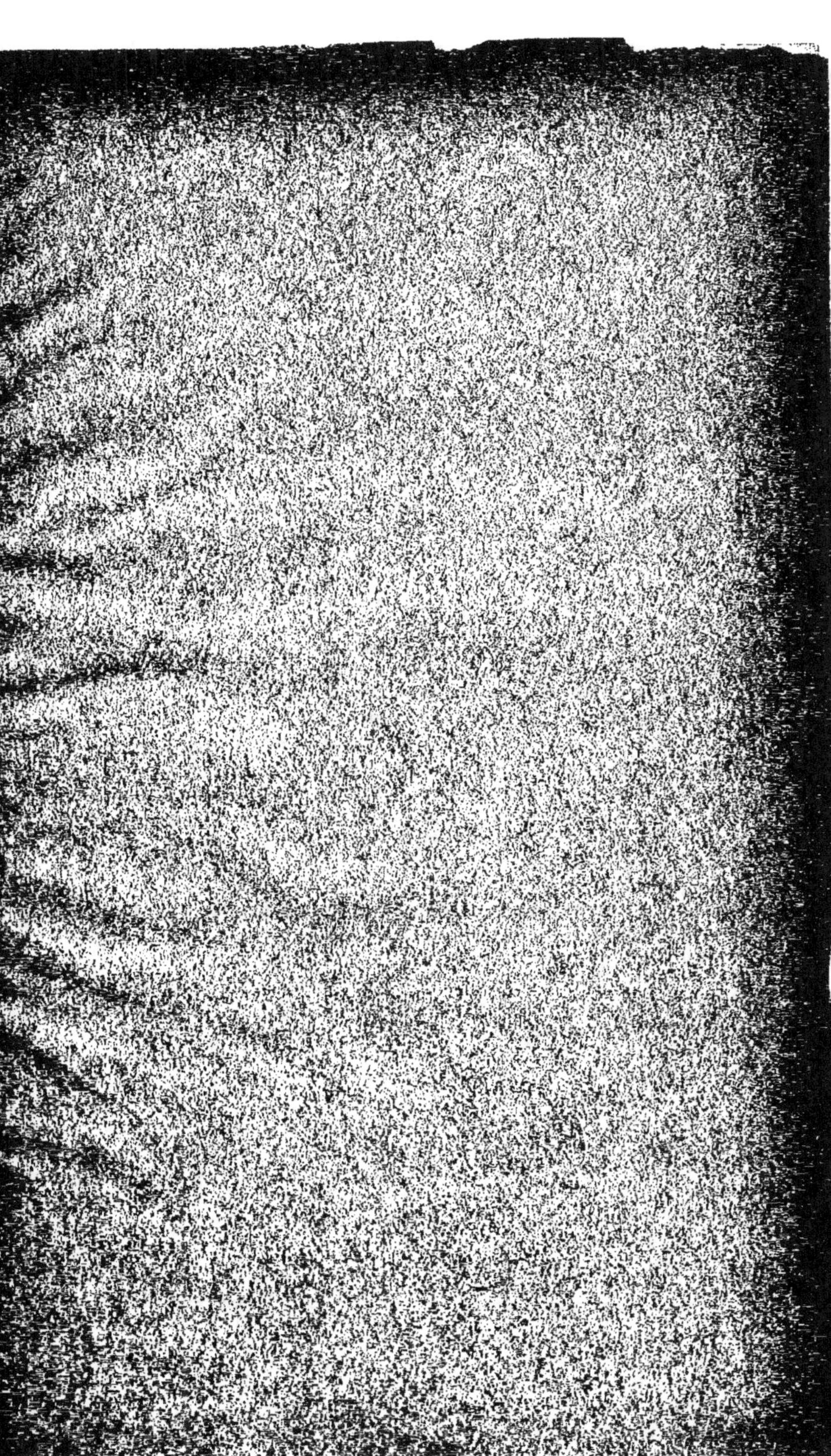

DU MÊME AUTEUR

La Réforme de l'Art dentaire :
Projet de fondation à Paris d'une Ecole professionnelle libre de chirurgie et de prothèse dentaires. (Bulletin du Cercle des Dentistes de Paris. — N° 5. — Janvier 1880.)

Le Cercle des Dentistes de Paris et la Société syndicale de l'art dentaire. Réponse au D' Stoess. (Bulletin du Cercle des Dentistes. — N° 8. — Août 1880.)

Rapports annuels de l'Association générale des Dentistes de France et de la Société civile de l'Ecole et de l'Hôpital dentaires de Paris, de 1880-81-82-83-84-85-86-87. (Bulletin du Cercle des Dentistes et Odontologie.)

La Réforme de l'Art Dentaire : Etude des Projets de Réforme en Belgique. (*Odontologie*, numéros d'octobre 1886.)

Les Services Dentaires gratuits en France : (*Odontologie* numéros de février 1887.)

Paris. — Imprimerie Alcan-Lévy